Seniorenbeschäftigung Rätsel

Umschreibung Sommer

Wie heißt das gesuchte Wort?

Casilda Berlin

Weitere Bücher für Senioren von Casilda Berlin:

Besuchen Sie die Autorin Casilda Berlin, und holen Sie sich
1 kostenloses ebook zum Ausmalen:

www.casilda-berlin.de

ISBN: 978-1717414731

Wie heißt das gesuchte Wort?

Viele Senioren lösen gerne Rätsel, auch dann, wenn die grauen Zellen etwas nachgelassen haben. In der Seniorenbeschäftigung gehören Rätsel inzwischen zu den Klassikern.

Dieses Rätselbuch eignet sich für Einzel- und Gruppenmaßnahmen und wird mit einem Begleiter durchgeführt. So kann es auch für einen unterhaltsamen Nachmittag unter Freunden oder in der Familie, wo es um Seniorenbeschäftigung geht, zum Einsatz kommen.

Alle zu erratenden Begriffe zum Thema Sommer sind Senioren bekannt wie zum Beispiel Hitzefrei, Sommerferien, Sonnenbrille, Kühlbox, Ventilator, Wespenstich oder Obstsalat.

Teilnehmer, die den gesuchten Begriff erraten, erleben freudige Erfolgserlebnisse. Diese können verstärkt werden, indem für jede richtige Lösung eine Kleinigkeit wie z. B. ein Schokoriegel oder ein Bonbon überreicht wird.

Das Buch wurde im Praxisalltag in der Seniorenbetreuung entwickelt, um die geistigen Fähigkeiten und die Kommunikation anzuregen. Die grauen Zellen werden dadurch spielerisch trainiert und auf Vordermann gebracht.

Die Rätsel-Anforderungen passen für die Pflegegrade 1 bis 3, in Einzelfällen auch für Pflegegrad 4.

So gelingt die Rätselrunde:

Alle Teilnehmer beteiligen sich daran, herauszufinden, welcher Begriff zum Thema Sommer gemeint ist.

Eine Person (z. B. Familienangehöriger, Partner, Gruppenleiter oder Begleiter) erklärt die Vorgehensweise:

Mehrere kurze Sätze geben Hinweise auf das gesuchte Wort.

Jeder Satz wird langsam und für alle Teilnehmer gut verständlich vorgelesen. Nach jedem Satz wird eine kleine Pause eingelegt und gefragt, ob es Vorschläge zu dem gesuchten Begriff gibt.

Der erste Satz wird dann wiederholt, anschließend der zweite ergänzt.

Dann werden beide Sätze wiederholt und der dritte Satz ergänzt. Der Begleiter fragt erneut nach Ideen.

Nach und nach wird Satz für Satz vorgelesen, bis der gesuchte Begriff gefunden ist.

Wenn die Teilnehmer keine Lösung finden, nennt der Begleiter am Ende die Lösung.

Wird das Wort vorzeitig erraten, werden die noch übrigen Sätze vorgelesen.

Anschließend geht es weiter mit der nächsten Seite.

1. Gesucht wird eine beliebte Sommerblume.

2. Fast alle Bestandteile von ihr können genutzt werden, und zwar die Blüten, Stängel und Blätter.

3. Keine andere Blume steht so sehr für Fröhlichkeit und Lebensfreude wie diese.

4. Jedes Blütenrad besteht aus über 15.000 Einzelblüten.

5. Sie ist eine der am schnellsten wachsenden Blumen im Garten.

6. Man verschenkt sie als Strauß oder Einzelblüte.

7. Optisch erinnert die Blüte an eine strahlende Sonne, worauf auch ihr Name zurückzuführen ist.

Antwort: Sonnenblume

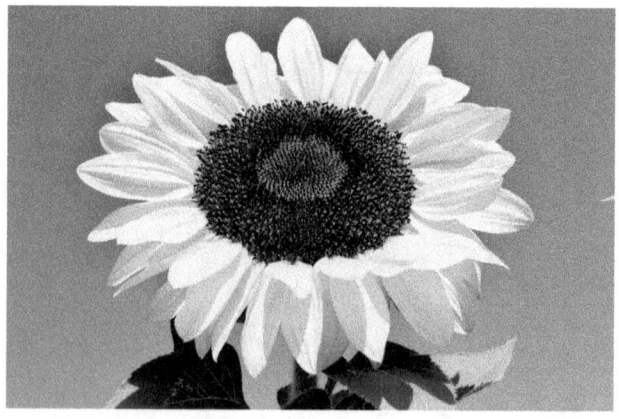

1. Gesucht wird ein beliebtes Sommer-Bekleidungsstück für Frauen.

2. Es wurde nach einem bekannten Korallenriff im Pazifischen Ozean benannt.

3. Die ersten Modelle dieses Kleidungsstückes wurden bereits im Altertum getragen.

4. In der ersten Hälfte des 20. Jahrhunderts galt es als zu freizügig.

5. Heute hat es sich als Alternative zum braven Einteiler etabliert.

6. Viele Frauen machen im Frühjahr eine Diät, damit sie im Sommer in diesem Kleidungsstück eine gute Figur abgeben.

7. Es besteht aus zwei Teilen, nämlich Oberteil und Hose.

8. Es wird beim Schwimmen und Sonnenbaden getragen.

Antwort: Bikini

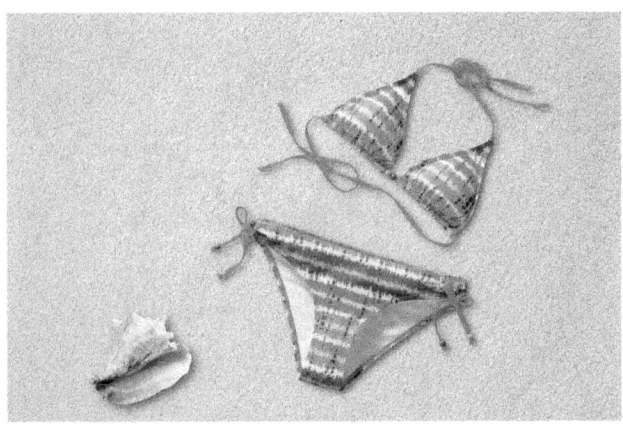

1. Weder Autos, noch Computer funktionieren ohne diesen Gegenstand.

2. Bei diesem Gegenstand geht es um frischen Wind.

3. In Büros, Hotelzimmern und Wohnräumen sorgt er an heißen Tagen für angenehme Kühlung.

4. Er befördert Luft mithilfe eines rotierenden Laufrades.

5. Er ist eine einfache und kostengünstige Möglichkeit zur Abkühlung.

6. Je nach Modell hängt er unter der Decke oder steht auf einem Ständer.

7. Eine Alternative zu diesem Gegenstand ist eine Klimaanlage.

Antwort: Ventilator

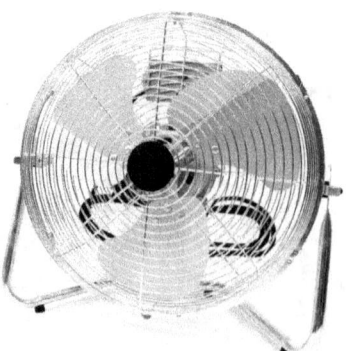

1. Gesucht wird ein beliebtes Lebensmittel.

2. Es ist süß und saftig und gehört zur Familie der Rosengewächse.

3. Aufgrund der Ballaststoffe, Vitamine, Kalium und Kalzium ist es sehr gesund.

4. Es ist die perfekte Zutat für schmackhafte Kuchen, Marmeladen und Salate.

5. Es hat im Spätsommer Hochsaison und kann frisch gepflückt vom Baum verzehrt werden.

6. Neben Äpfeln und Bananen zählt es zu den beliebtesten Obstsorten.

Antwort: Birne

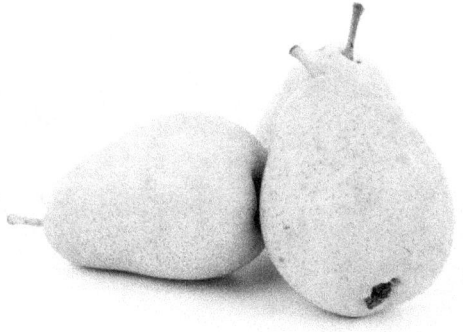

1. Gesucht wird eine beliebte Örtlichkeit an warmen Sommertagen.

2. Meistens ist die Benutzung kostenlos.

3. Man findet sie besonders häufig in landschaftlich reizvollen Gegenden.

4. Meistens kann man hier sportlichen Aktivitäten nachgehen oder sich einfach ausruhen.

5. Aufgrund von Strömungen, Untiefen und heimischen Pflanzen ist nicht jeder Bereich öffentlich zugänglich.

6. Typisch ist ein angrenzendes Ufer oder eine Rasenfläche.

7. Es ist eine beliebte und natürliche Alternative zum Freibad, denn auch hier kann man schwimmen.

Antwort: Badesee

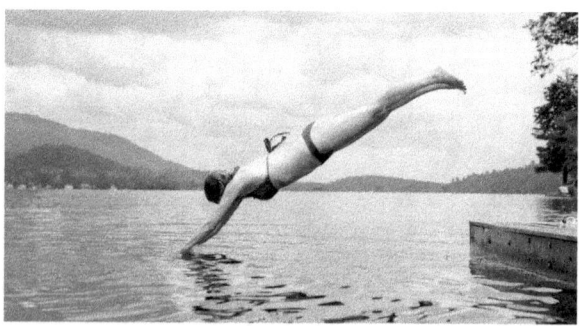

1. Gesucht wird ein Tier, das hauptsächlich im Sommer in Erscheinung tritt.

2. Es wird auch als eine lästige Begleiterscheinung von gutem Wetter beschrieben.

3. Es gehört zu den nutzlosen und nervenden Tieren.

4. Im schlimmsten Fall kann es Krankheitserreger übertragen.

5. Mit diesem Tier hat man besonders zu tun, wenn man im Sommer abends gerne draußen sitzt.

6. Man versucht, sich mit Sprays, Cremes oder langärmeliger Kleidung vor diesem Tier zu schützen.

7. Manchmal entsteht aus diesem Tier ein Elefant.

Antwort: Mücke

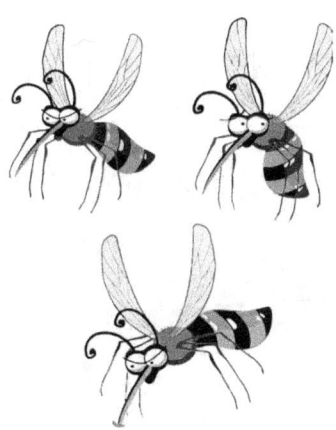

1. Gesucht wird ein beliebter Monat.

2. Er wurde früher auch als Erntemonat, Ährenmonat oder Sichelmonat bezeichnet.

3. Während dieses Monats ist der Sommer in seiner vollen Blüte.

4. Dieser Monat veranlasst viele Menschen zum Reisen oder zu anderweitigen Freizeitaktivitäten in der freien Natur.

5. Viele Schulinder haben in diesem Monat Sommerferien.

6. Er ist der achte Monat des Jahres.

7. Benannt wurde er nach dem römischen Kaiser Augustus.

Antwort: August

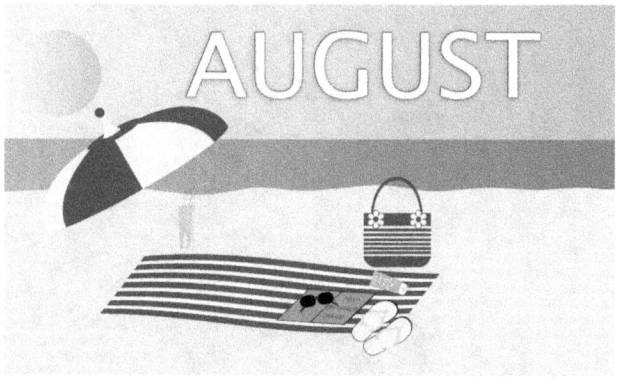

1. Dieses Lebensmittel ist in den Sommermonaten ein absolutes Muss.

2. Aufgrund der heißen Temperaturen muss es regelmäßig verzehrt werden.

3. Obwohl nichts brennt, wird dieses Lebensmittel zum Löschen verwendet.

4. Wenn der Hals im Sommer trocken ist, kann dieses Lebensmittel schnell Linderung verschaffen.

5. Es sollte hauptsächlich kühl und nicht zu süß sein.

6. Beliebte Vertreter sind Wasser, kalorienarme Erfrischungsgetränke, Tee oder Saftschorlen.

7. Die primäre Aufgabe dieses Lebensmittels ist es, den Durst zu löschen.

Antwort: Durstlöscher

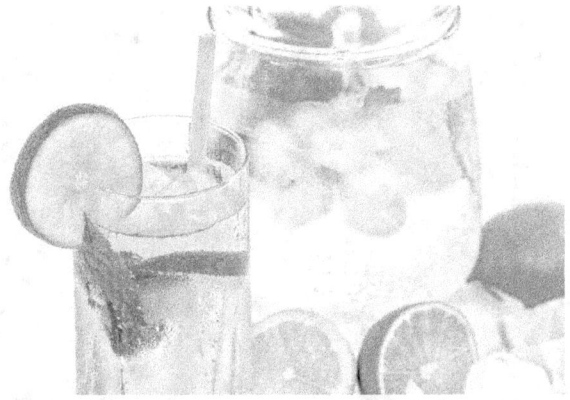

1. Gesucht wird ein Ereignis, das besonders im Sommer in Erscheinung tritt.

2. Für die Natur hat es eine Art reinigende Wirkung.

3. Ausgelöst wird es durch aufsteigende Luftfeuchtigkeit.

4. Es kann der Natur, Gebäuden oder auch Personen Schaden zufügen.

5. Es ist sehr laut und löst bei manchen Menschen Angst aus.

6. Hunde verkriechen sich sicherheitshalber unter einem Tisch oder Sofa.

7. Solange dieses Ereignis anhält, sollte man sich nicht im Freien aufhalten.

8. Typischerweise wird es von heftigen Winden, Regenschauern, Blitz und Donner begleitet.

Antwort: Gewitter

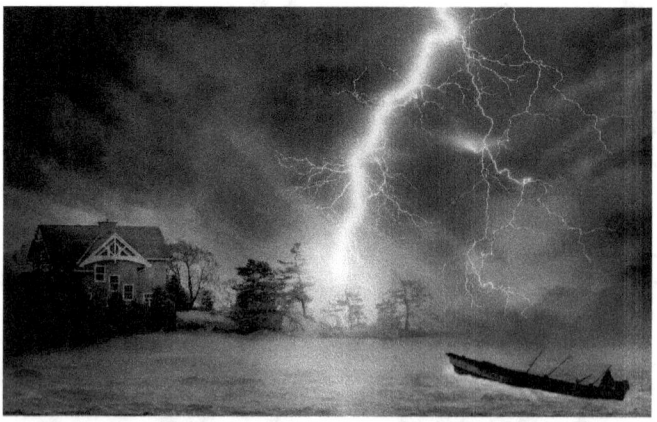

1. Bereits unsere Vorfahren in der Steinzeit erfreuten sich an diesem beliebten Lebensmittel.

2. Es wächst an Sträuchern und zählt zur Familie der Rosengewächse.

3. Es ist nicht nur lecker, sondern auch gesund.

4. Bis Mitte August kann es geerntet werden.

5. Obgleich der Name anderes vermuten lässt, zählt das Lebensmittel botanisch gesehen nicht zu den Beeren.

6. Man kann es roh oder als Zutat in Kuchen, Eis oder Marmeladen genießen.

7. Es wird häufig in einem Atemzug mit Erdbeeren oder Brombeeren genannt.

Antwort: Himbeere

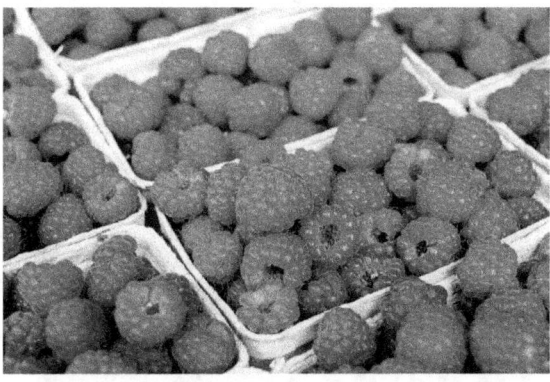

1. Gesucht wird eine Maßnahme, die erstmals im Jahre 1892 in Kraft trat.

2. Das Eintreten dieser Maßnahme ist an gewisse Bedingungen und Kriterien geknüpft, welche von Land zu Land unterschiedlich sind.

3. Die Maßnahme wird besonders von Schülern geliebt.

4. So lange es kälter als 26 °C im Schatten ist, kommt sie nicht zum Einsatz.

5. Im Allgemeinen besagt die Maßnahme, dass es zu warm zum Lernen oder Arbeiten ist.

6. Wenn diese Maßnahme zum Tragen kommt, darf man aufgrund erhöhter Außentemperaturen die Schule oder den Arbeitsplatz früher verlassen.

Antwort: Hitzefrei

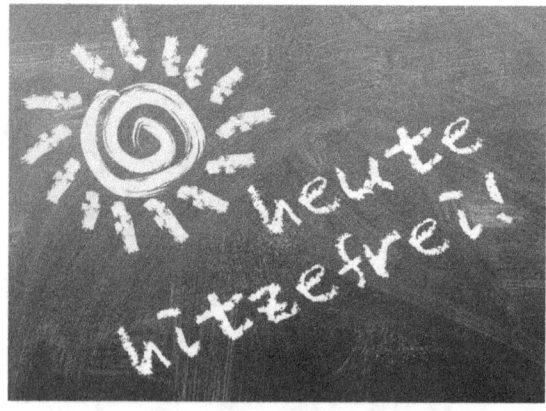

1. Gesucht wird ein Gegenstand, der sich optimal zum Schlafen, Ausruhen und Faulenzen eignet.

2. Er war bereits vor der Entdeckung Amerikas im lateinamerikanischen Raum weit verbreitet.

3. Früher fand er bevorzugt in der Schifffahrt Anwendung.

4. Heute wird er gerne auch im eigenen Garten genutzt.

5. Er kann aus Netz oder Tuch beschaffen sein.

6. Zur Nutzung muss er an zwei stabilen Punkten befestigt und dazwischen gespannt werden.

7. Man kann sich hier bequem hängen lassen und hin- und herschaukeln.

Antwort: Hängematte

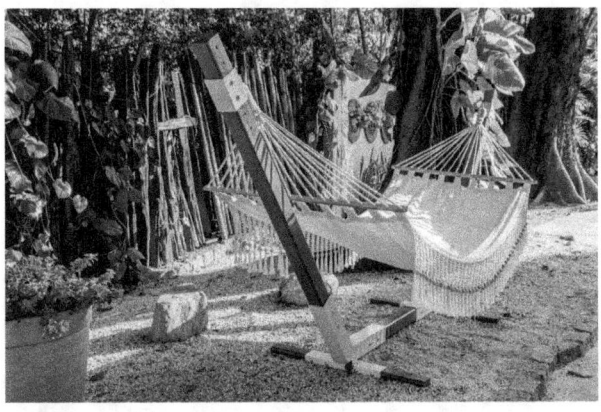

1. Gesucht wird ein Tier, das im Sommer besonders zahlreich in Erscheinung tritt.

2. Je feuchter der Sommer, umso mehr dieser Tiere.

3. Kaum hat es geregnet, erscheint es in großen Scharen in den Blumenbeeten.

4. Da es sehr gefräßig ist, bringt es Gartenbesitzer auf die Palme.

5. Manch einer versucht, mit Bierfallen dieser Lage Herr zu werden.

6. Besonders unbeliebt sind dicke rote nackte Exemplare.

7. Typisch für dieses Tier ist seine schleimige Spur, die es hinterlässt und auf der es vorwärtsrutscht.

Antwort: Schnecke

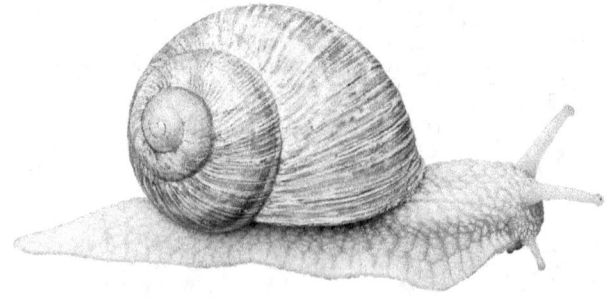

1. Gesucht wird ein Körperteil, das nicht jeder hat.

2. Viele schwangere Frauen haben hiervon besonders viel.

3. Meistens tritt es nur im Sommer in Erscheinung.

4. Es ist auch im Winter vorhanden, allerdings ist es dann in der Regel unsichtbar.

5. Es entsteht durch einen Fehler des Körpers.

6. Typisch ist der dunkelorangene Farbton.

7. Manche Frauen versuchen, dieses Körperteil mit Make up zu kaschieren.

8. Es erscheint besonders dort, wo der Körper viel Sonne abbekommt.

Antwort: Sommersprosse

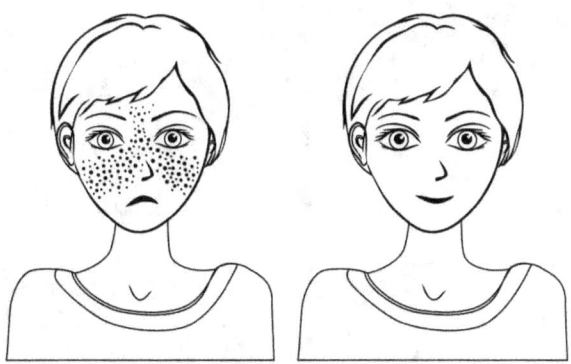

1. Der gesuchte Gegenstand kann aus Holz, Kunststoff oder Stein beschaffen sein.

2. Man kann ihn in jedem gut ausgestatteten Bau- oder Gartenmarkt kaufen.

3. Er steht bevorzugt im Garten oder auf öffentlichen Grünflächen.

4. Man kann ihn alleine oder gleichzeitig mit mehreren Personen nutzen.

5. Im Garten befindet er sich häufig an einem besonders beliebten Verweilort.

6. Auf diesem Gegenstand können mehrere Personen wunderbar sitzen, entspannen und den Sonnentag genießen.

7. Meistens hat er eine Rückenlehne.

Antwort: Gartenbank

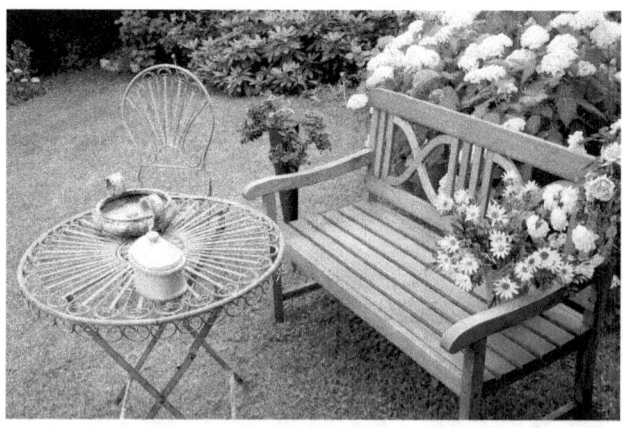

1. Dieser gesuchte Gegenstand ist seit dem Mittelalter eng mit der Landwirtschaft verbunden.

2. Viele Menschen sind gegen ihn allergisch.

3. Im Sommer prägt er viele landwirtschaftlich genutzte Flächen.

4. Hauptsächlich dient er als Futter für viele Haus- und Hoftiere.

5. Vor der Trocknung wird er auf dem Acker gemäht.

6. Er wird platzsparend als Rollen oder Ballen gelagert.

7. Er wird häufig in einem Atemzug mit Stroh verwendet.

8. Wenn jemand vermögend ist, sagt man auch: „Er hat Geld wie ....“

Antwort: Heu

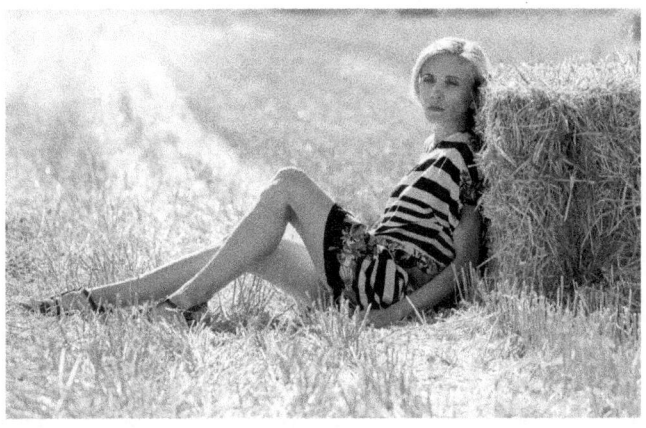

1. Gesucht wird eine Örtlichkeit, die von April bis Oktober geöffnet hat.

2. Je heißer es ist, umso voller ist es hier.

3. Für viele Menschen ist ein Sommer ohne diese Freizeiteinrichtung nicht denkbar.

4. Die Anlage wird durch Aufsichtspersonen überwacht.

5. Der Eintritt wird in der Regel nur gegen Bezahlung gewährt.

6. Die meisten Menschen sind hier leicht bekleidet.

7. Hier trifft man auf Sprungtürme, Planschbecken, Umkleidekabinen und Liegewiesen.

Antwort: Freibad

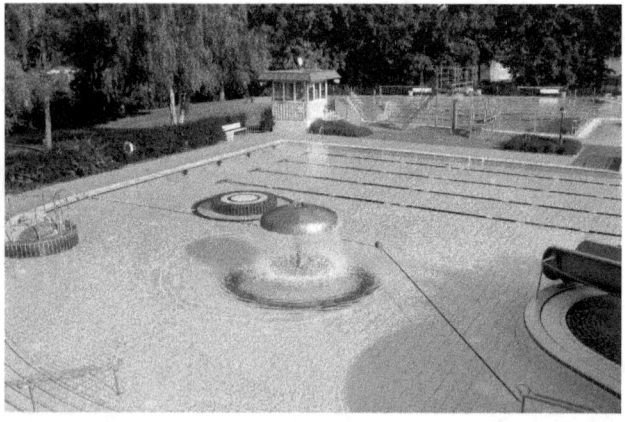

1. Gesucht wird ein beliebtes Gericht.

2. Je nach Zutaten ist es zuckersüß, aber es ist trotzdem gesund, denn es enthält viele Vitamine.

3. Es kann als Frühstück, Snack oder Dessert gegessen werden.

4. Es wird mit Saft, Soße oder Sahne angerichtet.

5. Nach Belieben und Geschmack können alle Obstsorten kombiniert werden.

6. Im Sommer werden gerne Erdbeeren, Himbeeren, Pfirsiche, Melonen und Kirschen verwendet.

7. In einer Schüssel werden die klein geschnittenen Obststücke miteinander vermischt.

Antwort: Obstsalat

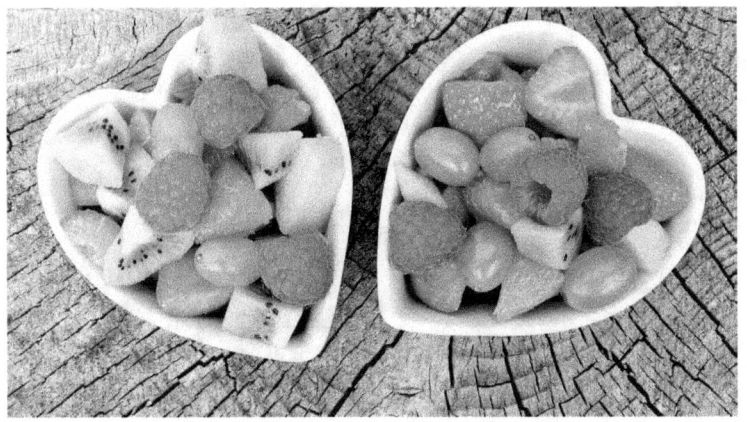

1. Dieser Gegenstand ist bei Ausflügen in Sommermonaten ein gern gesehener Begleiter.

2. Er ist bequem zu transportieren und sorgt dafür, dass Speisen und Getränke mitgenommen werden können.

3. Er kommt insbesondere an Baggerseen, auf Campingplätzen oder während Urlaubsfahrten im Auto zum Einsatz.

4. Manchmal nimmt man ihn auch zum Einkaufen mit.

5. Da im Inneren des Gegenstandes niedrige Temperaturen herrschen, bleiben die Lebensmittel stets kühl und frisch.

6. Der Gegenstand ist die kleine und tragbare Version eines Kühlschranks.

Antwort: Kühlbox

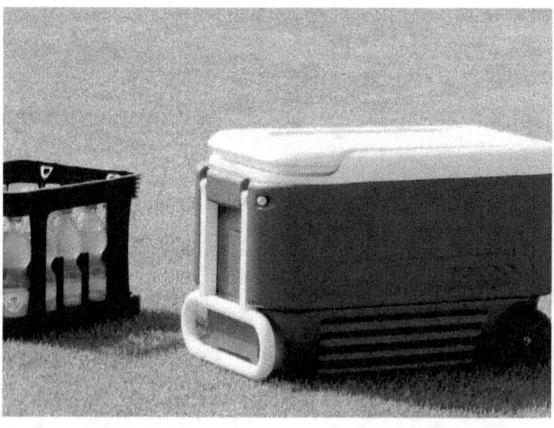

1. Gesucht wird ein putziges Tier mit schwarzem Fell.

2. Typisch ist seine Nase, die an einen kleinen Schweinerüssel erinnert.

3. Es ist fast blind und kann nur hell und dunkel unterscheiden.

4. Weil die Vorderpfoten sehr groß sind, werden diese als Grabschaufeln bezeichnet.

5. Sein Name leitet sich von einem altdeutschen Wort ab, das übersetzt „Erdwerfer" heißt.

6. Man bekommt es selten zu Gesicht, denn es lebt unter der Erde.

7. Unter der Erde gräbt es ein verzweigtes System aus Gängen und hinterlässt dadurch Erdhügel auf der Wiese.

Antwort: Maulwurf

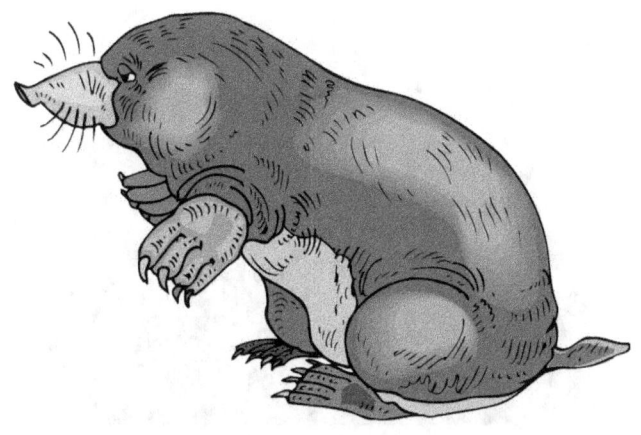

1. Gesucht wird eine beliebte Tätigkeit, die bevorzugt im Freien ausgeführt wird.

2. Die Bezeichnung dafür entstammt ursprünglich der Vogel- und Insektenwelt.

3. Es gibt einen festen Start- und Endpunkt.

4. Die Tätigkeit ist allein, mit Familie, Freunden oder in einer Gruppe möglich.

5. Es ist eine Art Unternehmung, die man zu Fuß, mit dem Fahrrad, Auto oder zu Pferd ausführen kann.

6. Besonders gerne werden derartige Unternehmungen bei Sonnenschein gemacht.

7. Als Ziele sind Biergärten und andere Lokale oder Sehenswürdigkeiten in einer schönen Umgebung beliebt.

Antwort: Ausflug

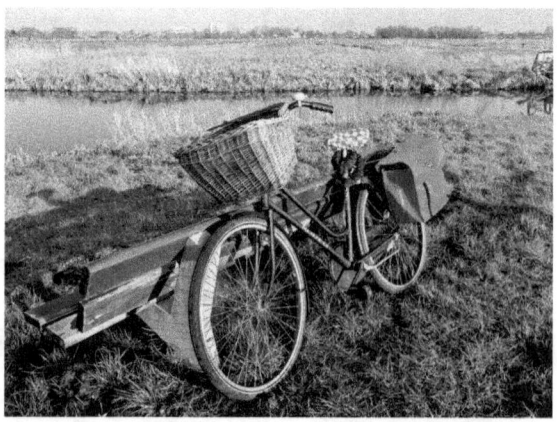

1. Gesucht wird ein Gegenstand, der im Sommer Hochsaison hat.

2. Er besteht aus einem länglichen Hohlkörper.

3. Er sollte keine Knicke und Knoten aufweisen.

4. Platzsparende Varianten sind flach und können auf einer Trommel aufgerollt werden.

5. Bei heißem Wetter liefert er im Garten eine schnelle Abkühlung.

6. Rasensprengen ist ohne diesen Gegenstand nicht möglich.

7. Kinder spielen gerne damit – das gegenseitige Nassspritzen ist besonders beliebt.

Antwort: Gartenschlauch

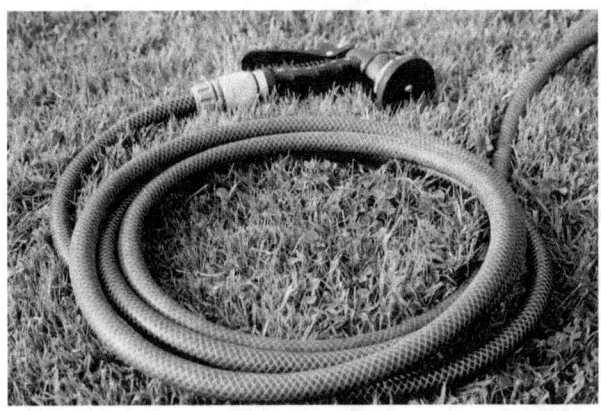

1. Gesucht wird ein Lebensmittel, das nicht roh gegessen werden sollte.

2. Es ist eine Nutzpflanze und gehört zur Familie der Hülsenfrüchte.

3. Je nach Art hat es eine längliche oder nierenförmige Form.

4. Es ist eine beliebte Beilage zu Fleischgerichten und eignet sich als Zutat für Salate.

5. Nach der Ernte werden die Hülsen entfernt, was auch als döppen bezeichnet wird.

6. Wenn jemand etwas nicht hören will, sagt man auch, derjenige habe dieses Lebensmittel in den Ohren.

7. Häufig wird es in einem Atemzug mit der Erbse genannt.

Antwort: Bohne

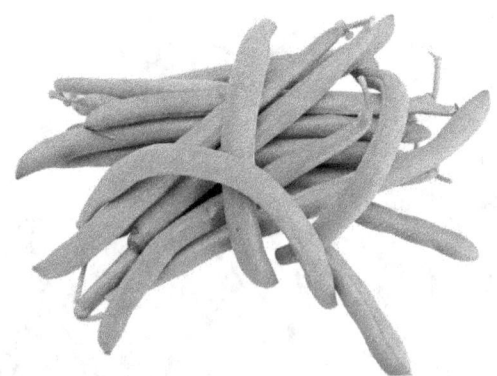

1. Gesucht wird eine beliebte Blume, die ab Ende Mai blüht und den Frühsommer einläutet.

2. Seit jeher wird ihr eine einschläfernde Wirkung zugesprochen.

3. Die Samen können auch zum Kochen oder Backen verwendet werden.

4. Typisch sind die zarten dünnen Blütenstängel, die bis zu 80 Zentimeter hoch wachsen.

5. Sie ist ein beliebtes Motiv bei Fotografen und Landschaftsmalern.

6. Durch ihre großen imposanten Blüten kann sie ganze Wiesen rot erleuchten lassen.

7. Eine andere Bezeichnung für diese Blume ist Klatschrose.

Antwort: Mohn

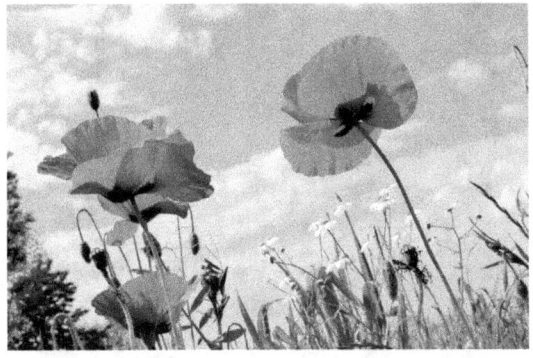

1. Gesucht wird eine beliebte Freizeitbeschäftigung, die es bereits seit der Antike gibt.

2. Gutes Wetter ist hierfür eine wichtige Voraussetzung.

3. In der Regel wird diese Freizeitbeschäftigung mit mehreren Teilnehmern gemeinsam ausgeübt.

4. Häufig erfolgt sie in Verbindung mit einem Ausflug oder einer Wanderung.

5. Nach Möglichkeit wird sie an einem schönen Platz in der Natur ausgeübt.

6. Zur Vorbereitung werden beliebte Speisen, Getränke, Decken, Gläser und Besteck in transportfähigen Gegenständen verpackt.

7. Eine Mahlzeit wird im Freien eingenommen.

Antwort: Picknick

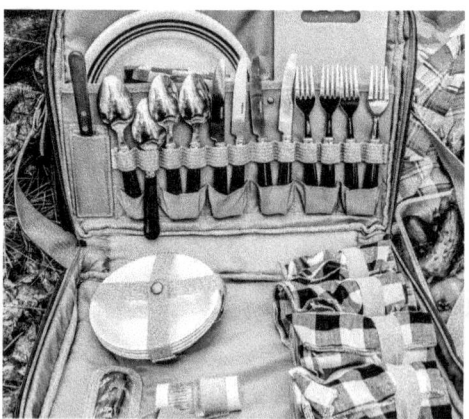

1. Gesucht wird ein Gegenstand, der in Hotels, Geschäften und Einkaufszentren zum Einsatz kommt.

2. Auch in öffentlichen Verkehrsmitteln und vielen Autos ist er anzutreffen.

3. Wenn man mit diesem Gegenstand täglich zu tun hat, kann sich das Erkältungsrisiko erhöhen.

4. Die primäre Aufgabe ist es, warme Luft unter Beihilfe von Zirkulation abzukühlen.

5. Die Funktionsweise des Gegenstandes ist mit der eines Kühlschranks vergleichbar.

6. Er sorgt selbst bei hohen Außentemperaturen für Frischluft und kühle Räumlichkeiten.

7. Er ist eine beliebte Alternative zu einem Ventilator.

Antwort: Klimaanlage

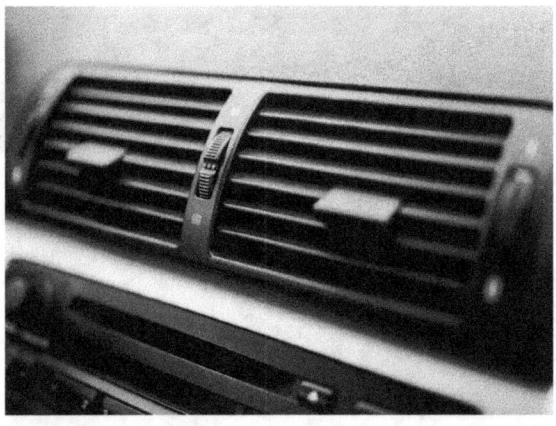

1. Gesucht wird eine unangenehme Begleiterscheinung der warmen Jahreszeit.

2. Sie tritt besonders häufig beim Picknick oder Grillen auf.

3. Sie äußert sich durch Juckreiz, Schmerzen und Schwellungen.

4. Für manche Menschen ist sie gefährlich und führt zu einer allergischen Reaktion.

5. Mit einer Zwiebel oder einem nassen Handtuch kann die Schwellung gelindert werden.

6. Auslöser ist ein bestimmtes Insekt.

7. Im Unterschied zu einem Bienenstich verbleibt bei diesem Stich kein Stachel in der Wunde.

Antwort: Wespenstich

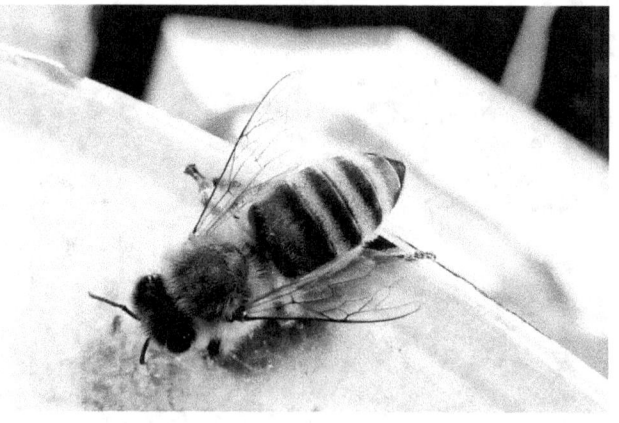

1. Der gesuchte Gegenstand ist in den Sommermonaten im Dauereinsatz.

2. Kinder sollten in seiner Nähe immer unter Aufsicht sein.

3. Je nach Modell kann er frei aufgestellt oder fest eingebaut sein.

4. Die Betätigung des Gegenstandes zählt zu einer der beliebtesten Freizeitbeschäftigungen in der warmen Jahreszeit.

5. Er wird ausschließlich im Freien eingesetzt.

6. Das Bedienen dieses Gegenstandes ist meistens Männersache, das Saubermachen hingegen Frauensache.

7. Er ermöglicht die Zubereitung von Fleisch, Fisch, Gemüse oder anderen Nahrungsmitteln über einem Feuer.

Antwort: Grill

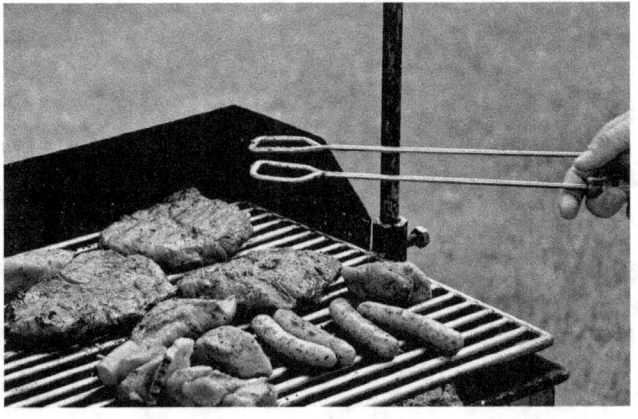

1. Gesucht wird eine besondere Art von Örtlichkeit.

2. In einer Stadt wird man diese vergeblich suchen, in ländlichen Gebieten hingegen ist sie weit verbreitet.

3. Menschen mit Heuschnupfen sollten sie möglichst meiden.

4. Diese Örtlichkeit ist ein gern verwendetes Symbol für dörfliche Idylle und Landleben.

5. Laut einem beliebten Schlager ist dort immer eine Schlafgelegenheit frei.

6. Genau genommen ist die gesuchte Örtlichkeit ein großer Acker, auf dem Getreide angebaut wird.

7. In dem bekannten Lied von Jürgen Drews heißt es: „Ein Bett im ….."

Antwort: Kornfeld

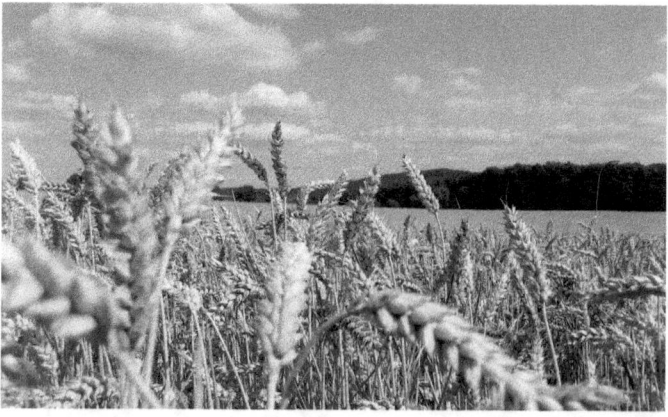

1. Gesucht wird eine besonders im Sommer beliebte Örtlichkeit.

2. Die erste dieser Art wurde bereits im Jahre 1668 eröffnet.

3. Meistens ist die Örtlichkeit von April bis Oktober geöffnet.

4. Für viele Menschen ist ein Sommer ohne diese Örtlichkeit nicht vorstellbar.

5. Kinder können zwischen Schneemann, Pinocchio, Biene Maja oder Pumuckl wählen.

6. Hier gibt es Leckereien aus eigener Herstellung und nach italienischer Rezeptur.

7. Für unterwegs hat man die Wahl zwischen Hörnchen oder Becher.

Antwort: Eisdiele

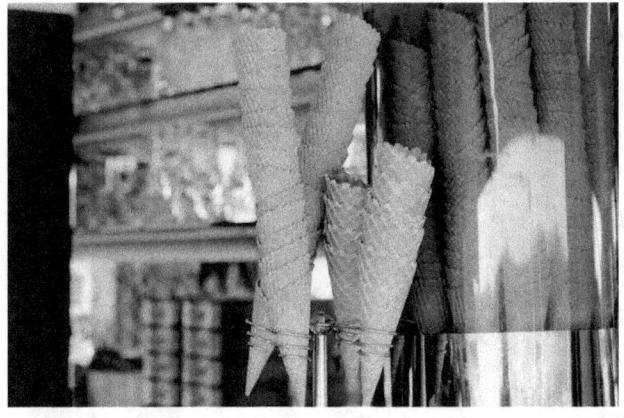

1. Gesucht wird eine beliebte Sommerpflanze.

2. Sie wird häufig zwischen Rosen gepflanzt, um diese vor Blattläusen zu schützen.

3. Sie ist nicht nur eine hübsche Zierpflanze, sondern auch eine vielseitige Heilpflanze.

4. Hildegard von Bingen bezeichnete diese Pflanze als Muttergotteskraut.

5. Im Garten verbreitet sie einen wohltuenden Duft.

6. Die getrockneten Blüten werden gerne für Duftsäckchen im Kleiderschrank verwendet, um Motten zu vertreiben.

7. Typisch sind die zarten lila-blauen Blüten.

Antwort: Lavendel

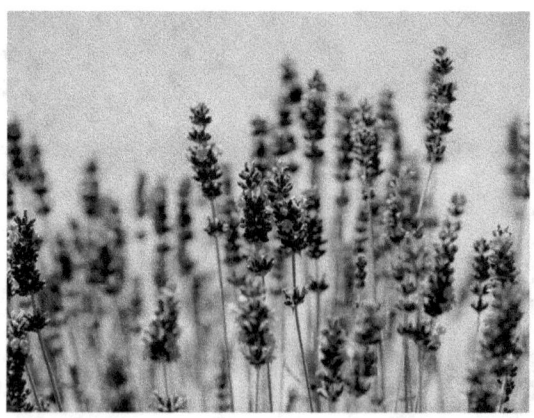

1. Gesucht wird ein beliebter Snack an heißen Sommertagen.

2. Er ist süß und sehr saftig.

3. Die Schale ist sehr hart, sodass man auch von einer Panzerbeere spricht.

4. Ein Klopftest verrät viel über den Reifegrad.

5. Er ist in der Obstabteilung eines jeden guten Supermarktes zu finden.

6. Dieses Obst kann als Bowle, Salat, mit Schinken oder pur serviert werden.

7. Am beliebtesten sind die Wasser- und Honigsorten.

8. Die Wassersorte hat rotes Fruchtfleisch und viele kleine Kerne.

Antwort: Melone

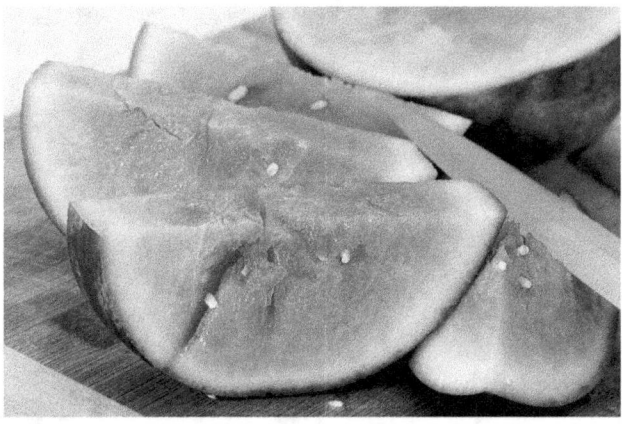

1. Gesucht wird ein Tier, das besonders im Sommer in Erscheinung tritt.

2. Trotz des relativ hohen Gewichts und der vergleichsweise kleinen Flügel kann es fliegen.

3. Typisch ist das tiefe Fliegen in Bodennähe.

4. Bei großer Gefahr setzt das Weibchen einen Stachel ein.

5. Es ist ein staatenbildendes Insekt mit einer Königin.

6. Bis auf die Königin sterben alle Tiere im Herbst.

7. Aufgrund des gelb-schwarzen Musters wird es häufig mit Bienen und Wespen verwechselt.

Antwort: Hummel

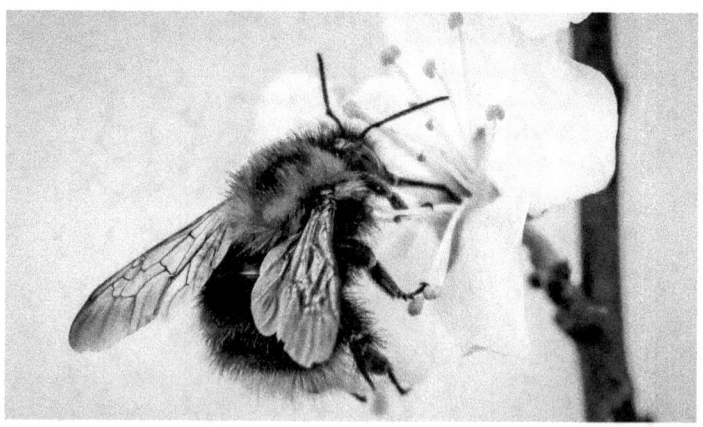

1. Gesucht wird ein bestimmtes Wetterphänomen.

2. Es ist besonders während der Sommermonate anzutreffen.

3. Typischerweise ist es auf eine räumlich überschaubare Fläche begrenzt.

4. Es tritt plötzlich auf und dauert meistens nur wenige Augenblicke.

5. Häufig ist es mit einem Gewitter verbunden.

6. Es bringt oft eine heiß ersehnte Abkühlung für Mensch und Natur.

7. Der gesuchte Begriff bezeichnet plötzlich auftretenden Niederschlag.

8. Vom Namen her könnte man meinen, dass es nur auf einem Platz regnet.

Antwort: Platzregen

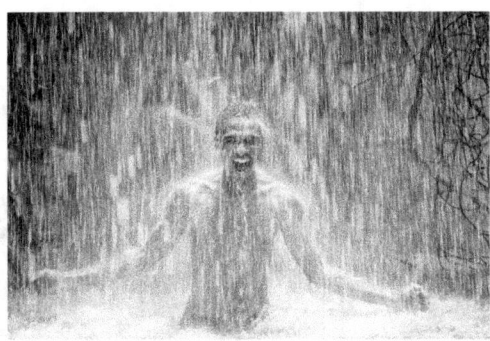

1. Gesucht wird eine Art Gefühl, das sich nach bestimmten Maßnahmen einstellt.

2. Es ist eine reine Wohltat an heißen Sommertagen.

3. Es ist wichtig, damit man selbst bei Sommerhitze noch einen kühlen Kopf bewahrt und keinen Hitzschlag erleidet.

4. Es stellt sich ein, wenn dem Körper Wärme entzogen wird.

5. Dieses Gefühl kann durch kühle Getränke, lockere Kleidung oder ein kühles Bad oder eine kalte Dusche herbeigeführt werden.

6. Auch ein Gewitter kann zu diesem Gefühl beitragen, indem es für sinkende Temperaturen sorgt.

Antwort: Abkühlung

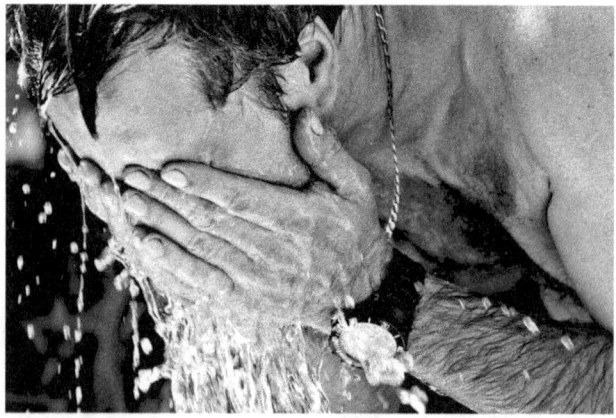

1. Gesucht wird eine Art Örtlichkeit, in der man sich im Sommer gerne aufhält.

2. Primär zeichnet sich diese Örtlichkeit dadurch aus, dass dort kein Licht hinfällt.

3. Alle Gegenstände und Lebewesen können zur Entstehung dieser Örtlichkeit beitragen.

4. Man kann damit sogar die Uhrzeit bestimmen oder lustige Spiele veranstalten.

5. Je nach dem Stand der Sonne kann die Örtlichkeit größer oder kleiner sein.

6. Dort ist es meistens etwas dunkler und kühler.

7. Wo Licht ist, dort ist immer auch diese Örtlichkeit.

8. Wer nicht in der Sonne sitzen möchte, hält sich lieber hier auf.

Antwort: Schatten

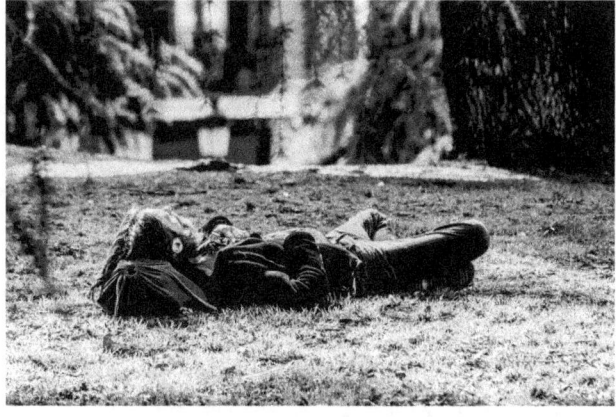

1. Gesucht wird ein Ereignis, das einmal pro Jahr in Erscheinung tritt.

2. In vielen Kulturkreisen wird dieses Ereignis gefeiert.

3. Wenn dieses Ereignis vorbei ist, werden die Tage wieder kürzer und die Nächte wieder länger.

4. Es ist das jahreszeitliche Äquivalent zum einsetzenden Winter.

5. Auf der Nordhalbkugel findet es zwischen dem 20.- und 22. Juni statt.

6. Alternativ sagt man auch Sommersonnenwende.

7. Der gesuchte Begriff markiert den Beginn der eigentlichen Sommermonate.

Antwort: Sommeranfang

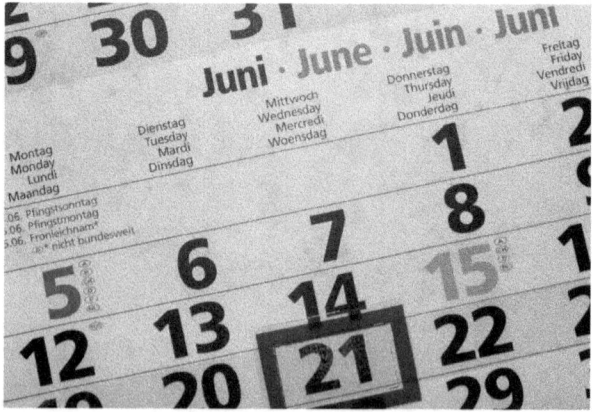

1. Ein schöner Sommer ist nur dann schön, wenn man diesen Gegenstand möglichst häufig zu Gesicht bekommt.

2. Bereits im Alten Griechenland befasste man sich ausgiebig mit diesem Gegenstand.

3. Ohne diesen Gegenstand gäbe es kein Leben auf der Erde.

4. Obgleich er nur ein Stern unter vielen ist, überstrahlt er täglich den Himmel.

5. Er spendet Licht und Wärme und wird im Sommer innig herbeigesehnt.

6. Der gesuchte Gegenstand ist das Zentrum unseres Sonnensystems und der wichtigste Himmelskörper.

7. Je länger man sich ihm aussetzt, umso größer ist das Risiko, einen Sonnenbrand zu erleiden.

Antwort: Sonne

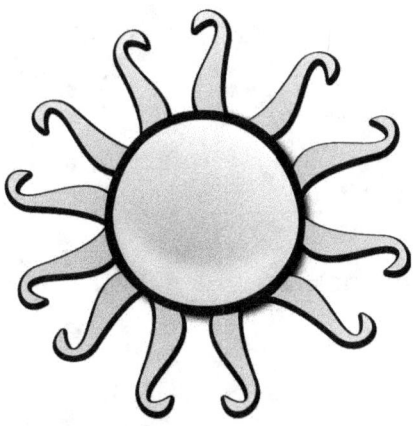

1. Gesucht wird ein Ereignis, das Familien mit schulpflichtigen Kindern das ganze Schuljahr über herbeisehnen.

2. Bevor es beginnt, erhalten Schüler Zeugnisse.

3. Es markiert das Ende eines Schuljahres.

4. Für Schüler und Lehrer bedeutet es eine unterrichtsfreie Zeit.

5. Je nach Bundesland dauert es 6 bis 7 Wochen lang an.

6. Es geht auf die sogenannten Hundstagsferien zurück.

7. Familien mit Kindern unternehmen in dieser Zeit ihren Jahresurlaub.

8. Nach dem Ende beginnt ein neues Schuljahr.

Antwort: Sommerferien

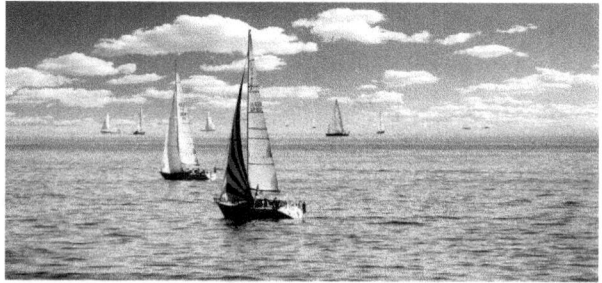

1. Gesucht wird ein kunterbuntes Phänomen.

2. Die unterschiedlichen Farben sind rot, orange, gelb, grün, blau, indigo und violett.

3. Es ist ein beliebtes Symbol in Kunst und Literatur.

4. Es ist ein besonderes Schauspiel, das uns die Natur bei einer bestimmten Wetterkonstellation bietet.

5. Laut Legenden befindet sich am Ende ein Topf voll Gold.

6. Möglich ist dieses Phänomen, wenn sich das Sonnenlicht an Regentropfen bricht und reflektiert.

7. In der Regel tritt es nach einem Regenschauer in Erscheinung.

8. Typisch ist ein halbkreisförmiges Gebilde, das sich am Himmel zeigt.

Antwort: Regenbogen

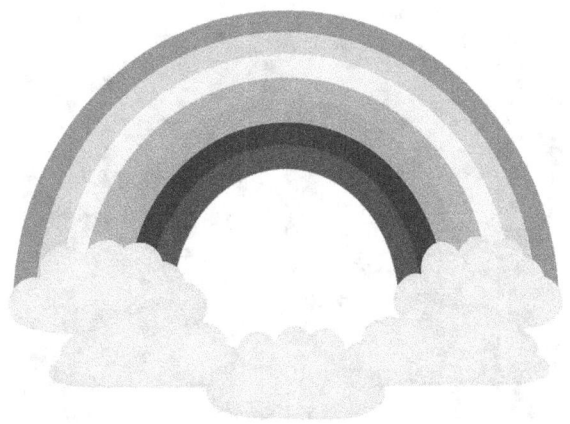

1. Der gesuchte Gegenstand ist gleichermaßen ein nützliches und schickes Accessoire.

2. Die ersten Varianten dieses Gegenstandes lassen sich bis auf das Alte Rom zurückdatieren.

3. Er hilft dabei, die Sonne entspannt genießen zu können.

4. Er sorgt für eine geringere Lichtdurchlässigkeit.

5. Egal ob Jung oder Alt – es gibt unzählige Modelle für Männer, Frauen und Kinder.

6. Die primäre Aufgabe ist es, vor schädlichen Auswirkungen des Sonnenlichtes zu schützen.

7. Bei Brillenträgern wird der Gegenstand an die jeweilige Sehstärke angepasst.

8. Typisch sind getönte Gläser.

Antwort: Sonnenbrille

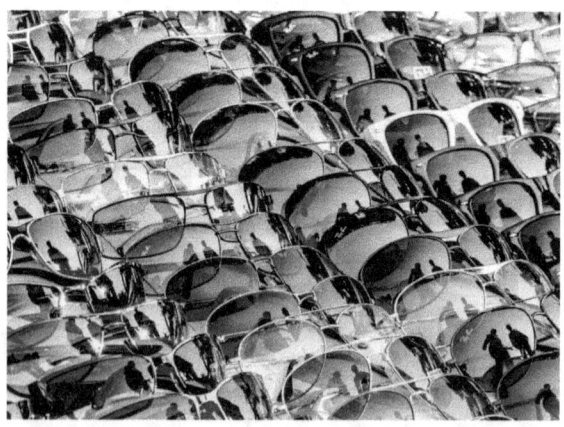

1. Gesucht wird etwas, das schon beim Anblick Sommergefühle aufkommen lässt.

2. Es ist in vielen bunten Farben erhältlich.

3. Es verschönert Fensterbänke, Balkone, Terrassen und Gärten.

4. Man kann es in jeder guten Gärtnerei kaufen.

5. Damit man lange Freude daran hat, sollte es möglichst schneckenresistent sein.

6. Zu dieser gesuchten Pflanzenfamilie gehören Gladiolen, Mohn, Lilien und Margeriten.

7. Es handelt sich um einjährige Blumen, die ausschließlich in den Sommermonaten blühen.

Antwort: Sommerblumen

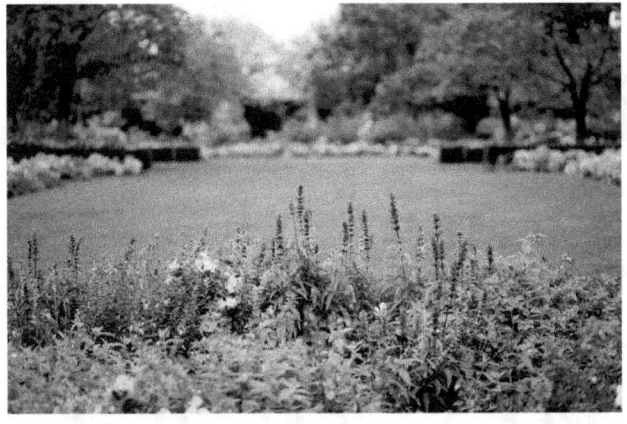

1. Gesucht wird eine Örtlichkeit, die ein beliebtes Ausflugs- und Reiseziel ist.

2. Sie ist ein fester Bestandteil der natürlichen Landschaft.

3. In der näheren Umgebung sind häufig Hotels und Lokale zu finden.

4. Je nach Lage ist sie aus Sand, Kies oder Geröll geschaffen.

5. Man findet sie angrenzend an Meere, Seen oder anderweitige größere Gewässer.

6. Badegäste können entspannen, sich sonnen oder sportlichen Aktivitäten nachgehen.

7. Kinder sammeln gerne Muscheln oder bauen Sandburgen.

Antwort: Strand

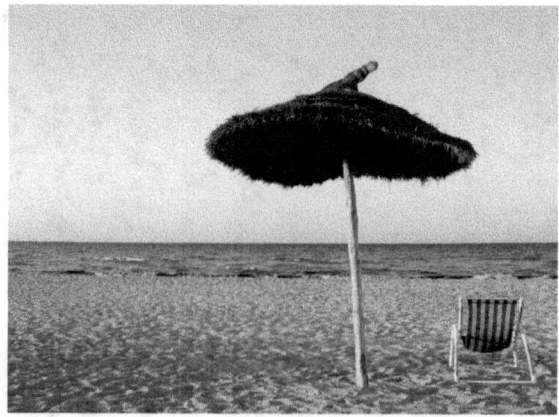

1. Gesucht wird ein Gegenstand, bei dem es täglich auf und ab geht.

2. Es gibt eine Vielzahl an Modellen und Bauformen.

3. Der gesuchte Gegenstand ist ein Messgerät.

4. Der Name kommt ursprünglich aus dem Griechischen und heißt übersetzt „Wärme-Messer".

5. Die Messergebnisse werden in Celsius oder Fahrenheit abgelesen.

6. In den täglichen Wetterberichten spielt er eine wichtige Rolle.

7. Mit seiner Hilfe kann die Temperatur bestimmt werden.

Antwort: Thermometer

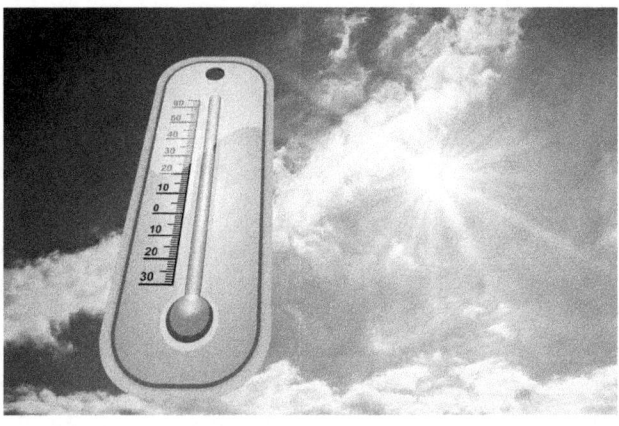

1. Gesucht wird ein beliebtes Lebensmittel, das im Sommer Hochsaison hat.

2. Wer sich dieses Lebensmittel morgens ins Gesicht hält, soll angeblich länger jung bleiben.

3. Es ist nicht komplett durchsichtig, sondern hat meistens einen trüben Kern.

4. Man kann es nicht nur essen, sondern auch für gesundheitliche Zwecke verwenden.

5. In einem Getränk schwimmt es oben, weil es leichter ist als Wasser.

6. Ursprünglich hatte es eine würfelartige Form, inzwischen ist es auch in Formen erhältlich wie Kugeln, Früchten, Tieren oder Herzchen.

7. Es ist portionsweise gefrorenes Wasser.

Antwort: Eiswürfel

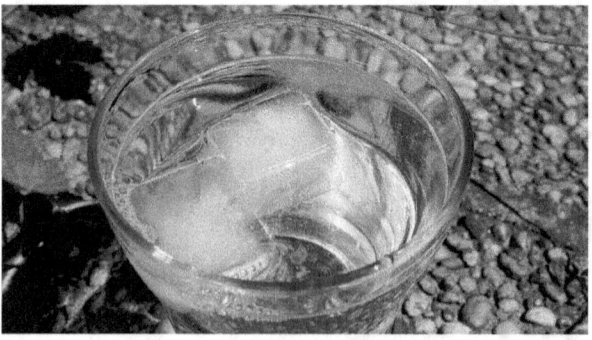

1. Diesen Gegenstand verwendete man in einfacheren Ausführungen schon im Altertum.

2. Größere Modelle stellt man auf den Boden, während man die Kleineren in der Hand trägt.

3. Er besteht meistens aus einem längeren Stiel und diversen Speichen.

4. Die Bespannung besteht aus Stoff oder Kunststoff.

5. Größere Modelle findet man bevorzugt in Gärten, Straßencafés und an Stränden.

6. Er soll Schatten spenden und vor Sonneneinstrahlung schützen.

7. Er kann als Äquivalent zum Regenschirm betrachtet werden.

Antwort: Sonnenschirm

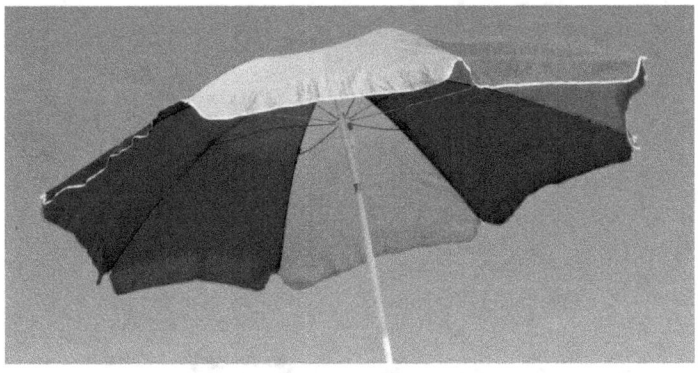

1. Gesucht wird eine Frucht, die zum Steinobst gehört.

2. Sie hat in den Sommermonaten Hochsaison.

3. Sie ist nicht nur sehr saftig und lecker, sondern verfügt auch über eine heilende Wirkung.

4. Man kann sie pur genießen oder zum Kochen und Backen verwenden.

5. Unzählige Kuchen, Säfte, Salate oder Marmeladen haben diese Frucht als Basiszutat.

6. Typisch ist eine samtige und weiche Haut.

7. Aufgrund der ähnlichen Optik wird sie häufig mit der Aprikose oder der Nektarine verwechselt.

Antwort: Pfirsich

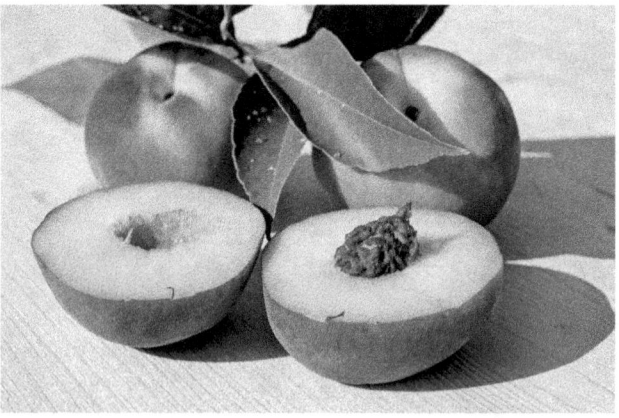

1. Gesucht wird ein typischer Sommergegenstand, der aus Kunststoff oder Gummi gefertigt ist.

2. Kinder haben damit ihre helle Freude.

3. In den Sommermonaten ist er in vielen Gärten anzutreffen.

4. Er sorgt nicht nur für großen Spaß, sondern auch für eine willkommene Abkühlung.

5. Vor der Benutzung wird er aufgeblasen.

6. Er eignet sich optimal zum Spielen und Tollen im kühlen Nass, denn er ist ein Schwimmbecken im Miniaturformat.

Antwort: Planschbecken

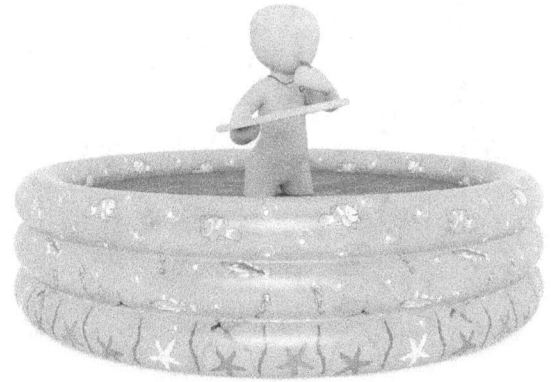

1. Gesucht wird eine bestimmte Zeitspanne.

2. In der Regel ist diese im Sommer besonders lang.

3. Meistens verbringt man diese Zeit an einem Ort, der nicht zu Hause ist.

4. Obwohl man sich nicht am Arbeitsplatz befindet, wird das Gehalt weiter gezahlt.

5. Die meisten Menschen haben in dieser Zeitspanne das Bedürfnis, dem Alltag und seinen Pflichten zu entfliehen.

6. Beliebte Aufenthaltsorte während dieser Zeit sind landschaftlich schöne Gegenden wie Strände, Berge und das Meer.

7. Je nach Entfernung reist man mit dem Auto, der Bahn oder dem Flugzeug an.

Antwort: Urlaub

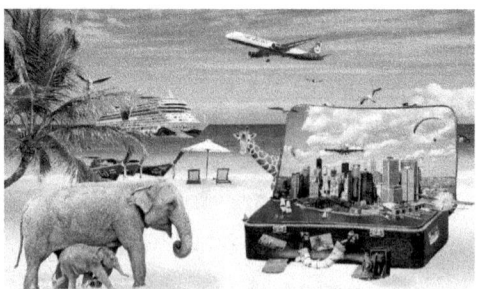

1. Gesucht wird eine Örtlichkeit, die man hauptsächlich bei schönem Wetter aufsucht.

2. Sie ist speziell für den Aufenthalt im Freien vorgesehen.

3. Je nach Ausstattung ist sie gar nicht, teilweise oder ganzflächig überdacht.

4. Sie befindet sich auf der unteren Ebene eines Gebäudes.

5. Meistens ist sie als Übergang zwischen dem Inneren eines Gebäudes und dem angrenzenden Garten gestaltet.

6. Für einige Menschen ist sie im Sommer ein beliebter Ersatz für das Wohnzimmer.

7. Die Ausstattung ist mit der eines Balkons vergleichbar, sodass man hier Gartenmöbel und Blumenkübel antrifft.

Antwort: Terrasse

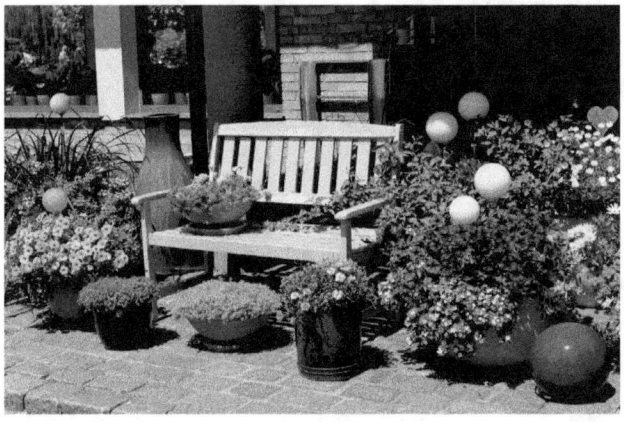

Wichtige Hinweise

Alle Angaben in diesem Buch wurden sorgfältig und nach bestem Wissen erstellt und erfolgen ohne Verpflichtung oder Garantie der Autorin und des Verlages. Sie übernehmen keine Verantwortung und Haftung für das Gelingen, sowie für Personen-, Sach- und Vermögensschäden.

1. Auflage 2018
Herausgeber und Copyright©:
SuperSenior* Marketing Ltd.
Quastenhornweg 2a
14089 Berlin